Mulugeta Tamene
Gebremeskel Gebremariam

Respiratório ocupacional

Mulugeta Tamene
Gebremeskel Gebremariam

Respiratório ocupacional

ScienciaScripts

Imprint
Any brand names and product names mentioned in this book are subject to trademark, brand or patent protection and are trademarks or registered trademarks of their respective holders. The use of brand names, product names, common names, trade names, product descriptions etc. even without a particular marking in this work is in no way to be construed to mean that such names may be regarded as unrestricted in respect of trademark and brand protection legislation and could thus be used by anyone.

Cover image: www.ingimage.com

This book is a translation from the original published under ISBN 978-3-639-71531-6.

Publisher:
Sciencia Scripts
is a trademark of
Dodo Books Indian Ocean Ltd. and OmniScriptum S.R.L publishing group

120 High Road, East Finchley, London, N2 9ED, United Kingdom
Str. Armeneasca 28/1, office 1, Chisinau MD-2012, Republic of Moldova, Europe
Printed at: see last page
ISBN: 978-620-7-61849-1

1.1 Antecedentes

De acordo com a Organização Mundial de Saúde (OMS), em 2014, as doenças não transmissíveis (DNT) foram a causa mais comum de morte, ceifando a vida de 38 milhões (68%) dos 56 milhões de pessoas em todo o mundo em 2012. Cerca de 42% de todas as mortes por DNT em todo o mundo ocorreram antes dos 70 anos de idade. Nos países de rendimento elevado, 28% e nos países de rendimento baixo e médio, cerca de 48% das mortes ocorreram em pessoas com menos de 70 anos [1].

Nos países de baixo e médio rendimento, incluindo África, os sintomas e doenças respiratórias profissionais constituem um enorme encargo devido à expansão do investimento e ao elevado desemprego; é provável que os trabalhadores estejam mais dispostos a continuar a trabalhar mesmo que tenham um mau ambiente de trabalho. Cerca de três quartos de todas as mortes por DNT (28 milhões) e a maioria das mortes prematuras (82%) ocorrem em países de baixo e médio rendimento. Destas, 38 milhões (68%) são atribuíveis a doenças cardiovasculares, 17,5 milhões de pessoas por ano, seguidas de cancros (8,2 milhões), doenças respiratórias (4 milhões) e diabetes (1,5 milhões). Destas doenças não transmissíveis, as doenças respiratórias, incluindo a asma e a doença pulmonar obstrutiva crónica, foram as mais comuns nos países de baixo rendimento [1,4].

A Etiópia é um dos países de baixo rendimento onde os sintomas respiratórios profissionais estão generalizados. Na Etiópia, 210 200 pessoas morrem de doenças não transmissíveis, 62,8 % das quais têm menos de 70 anos de idade. De acordo com os relatórios da OMS [2014], as doenças não transmissíveis representam 30% das mortes na Etiópia e, destas, 80% são causadas por doenças não transmissíveis, como as doenças respiratórias crónicas, o cancro, as doenças cardiovasculares e a diabetes[1-4].

A doença respiratória crónica mais comum na Etiópia é a asma brônquica. Afecta todos os grupos etários e socioeconómicos e é comum em todo o mundo. As crianças estão particularmente em risco, uma vez que é a doença crónica mais comum entre elas. Um estudo realizado no Hospital Tikur Anbessa concluiu que, na Etiópia, a asma crónica persistente é a causa mais comum de doença pulmonar obstrutiva crónica, em comparação com a bronquite crónica/enfisema relacionados com o tabagismo [5]. A expansão do investimento em Adis Abeba expõe os trabalhadores a um ambiente poeirento e os trabalhadores não estão bem informados sobre os problemas de saúde no seu ambiente de trabalho.

Adis Abeba, a capital da Etiópia, é uma das 35 cidades com crescimento mais rápido do mundo [6]. A população total está estimada em mais de 3,4 milhões de habitantes, com uma taxa de crescimento anual de 2,5%. As pessoas deslocam-se para a cidade vindas de diferentes partes da Etiópia para participar em actividades socioeconómicas, culturais e políticas [7]. O crescimento constante da população deu origem a uma grande quantidade de resíduos sólidos que constituem um grave problema para o ambiente urbano.

De acordo com o Ministro do Planeamento Urbano e da Habitação da Etiópia [2012], estima-se que 30 a 50% dos resíduos sólidos produzidos nas zonas urbanas são eliminados sem controlo. Estes resíduos podem entupir os esgotos, provocando alagamentos e inundações, o que aumenta o risco de surtos de doenças, danos permanentes, odores desagradáveis e mau cheiro para a população urbana [8]. Nos países de baixos rendimentos, como a Etiópia, a gestão dos resíduos sólidos urbanos, ou seja, a recolha de resíduos, a limpeza das ruas, a reciclagem e a separação dos resíduos, é um problema grave. A OMS [2005] estima que 300 milhões de pessoas sofram de asma e que 255 000 morram devido a esta doença. Por outro lado, a asma é uma doença subdiagnosticada e inadequadamente tratada que representa um encargo económico e de saúde significativo para os indivíduos e as famílias. Pode também limitar as actividades das pessoas afectadas para o resto das suas vidas. O maior problema é a obtenção da medicação dispendiosa, que deve ser tomada para toda a vida[10].

De acordo com a OIT [2000], outros factores relacionados com o ambiente de trabalho, como a exposição a gases de escape do gasóleo, poeiras, acidentes de trânsito, calor solar e encandeamento, odores, ruído, assédio e criminalidade nas ruas, foram citados com maior frequência. De um modo geral, os varredores de rua apresentam sintomas de doença como gripe, tosse, irritação ocular, erupção cutânea, tosse crónica, perturbações gástricas e diarreia. Isto mostra que os varredores de rua são afectados por mais do que um tipo de doença [11].

Varrer e deitar fora os materiais espalhados na via pública **é considerado uma** atividade insalubre, uma vez que os trabalhadores estão constantemente expostos a substâncias contidas nos resíduos urbanos que conduzem a vários problemas de saúde [12]. No desempenho das suas actividades diárias no local de trabalho, os trabalhadores estão expostos a uma quantidade significativamente maior de poeiras, fumos, material em decomposição, microrganismos, poeiras da estrada, substâncias tóxicas e gases de escape dos veículos [13].

As poeiras rodoviárias são constituídas por partículas grandes, com um diâmetro superior a 100 micrómetros, e as partículas finas, com um diâmetro de 2,5 micrómetros, podem entrar na corrente sanguínea através dos pulmões [14-15]. Os efeitos das poeiras nos seres humanos são doenças respiratórias profissionais crónicas, como a inflamação do tecido pulmonar, a bronquite crónica e a asma [16-17]. Os efeitos agudos incluem corrimento nasal, olhos lacrimejantes e espirros com partículas maiores [18].

Neste contexto, e para reforçar o problema, não foi identificada, tanto quanto é do nosso conhecimento, investigação e publicação na Etiópia sobre a prevalência de doenças respiratórias entre os varredores de rua. Por conseguinte, o estudo foi realizado para avaliar a prevalência de sintomas de saúde respiratória entre os varredores de rua.

1.2 Descrição do problema

Os varredores de rua desempenham um papel central na manutenção da estética e da higiene de uma cidade. No entanto, as condições de trabalho do pessoal que manuseia os resíduos, os varredores de rua, são frequentemente inseguras. Para além do risco de cortes e infecções provocados pelos próprios resíduos, estão também expostos ao pó e ao fumo, ao tráfego intenso e à violência[19].

Estão constantemente expostos a poeiras orgânicas e inorgânicas, bioaerossóis, compostos orgânicos voláteis e vapores, o que os torna susceptíveis a vários riscos profissionais. Por conseguinte, correm o risco de desenvolver doenças crónicas como a asma, a bronquite crónica e outras doenças respiratórias [20].

A varredura de ruas e a limpeza de esgotos são actividades que requerem muita mão de obra e são geralmente realizadas por membros pobres da comunidade. Estes têm frequentemente poucas qualificações profissionais e pertencem a grupos desfavorecidos do ponto de vista educativo e socioeconómico, na sua maioria mulheres[21-22].

A administração da cidade de Adis Abeba foi selecionada para o estudo porque o problema não está bem resolvido. Uma grande parte da economia do país está concentrada nesta zona. Isto inclui grande parte do comércio, bancos, escritórios internacionais e nacionais e pequenas empresas. Isto inclui vendedores de rua, vendas em lojas, artesãos, trabalhos de demolição e construção de grandes edifícios. Esta situação conduz a um forte crescimento demográfico e, por conseguinte, à produção de resíduos volumosos, fumos de escape, aerossóis e poeiras. Estes poluentes contribuem para aumentar a prevalência de doenças respiratórias entre os varredores de rua, uma vez que trabalham oito horas por dia, durante uma semana inteira, sem equipamento de proteção individual adequado e sem uma boa informação sobre os riscos e os efeitos para a saúde associados às poeiras da varredura de rua.

No entanto, em Adis Abeba, tanto quanto sabemos, não existe qualquer publicação de investigação que aborde os problemas de saúde respiratória associados à atividade de varredura de ruas. Por conseguinte, este projeto de investigação foi concebido para investigar a prevalência de sintomas de saúde respiratória e os factores associados entre os varredores de rua em AA.

1.3 Princípio básico do estudo (importância do estudo)

A maioria dos varredores de rua corre um elevado risco profissional, o que, por sua vez, conduz a problemas de saúde, a uma maior utilização dos serviços de saúde e a uma má qualidade de vida. Por conseguinte, os resultados deste estudo ajudarão os varredores de rua a conhecer as suas condições de trabalho perigosas, a sensibilizar para a importância e necessidade de equipamento de proteção individual (EPI) e a protegerem-se de outros factores que aumentam o risco de doença. Para além disso, as agências governamentais e os decisores políticos podem utilizar os dados ou os resultados deste estudo para desenvolver estratégias e aplicar leis para melhorar ainda mais a redução do impacto desta profissão no pessoal.

Os resultados desta investigação podem contribuir para o estado dos conhecimentos e constituir a base para novas investigações sobre a varredura de estradas e os seus efeitos na saúde humana e ambiental.

1.4 Problemas de saúde no trabalho

Os acidentes de trabalho e as lesões profissionais são catástrofes industriais graves que afectam todos os níveis, desde os problemas de saúde individuais no local de trabalho até aos problemas a nível nacional. A prevenção, o controlo, a redução ou a eliminação dos perigos e riscos para a saúde relacionados com o trabalho têm sido continuamente aplicados ao longo dos anos. No entanto, os acidentes de trabalho e as doenças profissionais não resolveram o problema e os custos em termos de sofrimento humano e problemas económicos continuam a ser importantes [23].

De acordo com o relatório de 2010 da Organização Internacional do Trabalho (OIT), os acidentes de trabalho e as doenças relacionadas com o trabalho causam mais de 2 milhões de mortes por ano. Mais de 350 000 dessas mortes devem-se a acidentes de trabalho e cerca de 2 milhões a doenças relacionadas com o trabalho [24]. Isto significa que um total de 6.300 pessoas morrem todos os dias devido a doenças profissionais e acidentes de trabalho.

De acordo com o relatório da OIT de 2010, registam-se 313 milhões de acidentes de trabalho não mortais, o que significa que ocorrem anualmente cerca de 337 milhões de acidentes de trabalho em todo o mundo e que 860 000 pessoas ficam feridas todos os dias [25].

1.5 Doenças profissionais - cenário mundial

De acordo com estimativas da Organização Internacional do Trabalho (2013), morrem seis vezes mais trabalhadores de doenças relacionadas com o trabalho do que de acidentes de trabalho. As doenças relacionadas com o trabalho provocam custos sociais e financeiros para o grupo de risco e para o país no seu todo, devido à perda de produtividade no país. Os custos financeiros directos incluem o valor das perdas de produtividade dos doentes, a mortalidade prematura e o valor dos cuidados informais, os custos de saúde e de reabilitação, os cuidados paliativos administrativos na comunidade, a educação especial, as despesas directas (por exemplo, para cuidados formais, ajudas associadas ao tratamento, custos de comunicação, terapias complementares e alternativas), os custos de aconselhamento e os custos de transferência, ou seja, as perdas de peso morto associadas à assistência social e aos pagamentos por invalidez. Os custos do cancro, em particular, são excecionalmente elevados [26].

De acordo com o Instituto Nacional de Segurança e Saúde Ocupacional dos EUA (NIOSH) (2012), cerca de 12 milhões de pessoas nos EUA sofrem de doença pulmonar obstrutiva crónica, que inclui enfisema e bronquite crónica. Em 2009, a DPOC causou 137 353 mortes nos EUA, o que a torna a terceira principal causa de morte. Muitas pessoas sabem que a DPOC é causada pelo consumo de cigarros. Cerca de 75% dos casos podem ser atribuídos ao tabagismo. Menos pessoas sabem que as exposições relacionadas com o trabalho também são uma causa importante de DPOC.

Um estudo da American Thoracic Society demonstrou que cerca de 15% dos casos de DPOC podem ser atribuídos a causas relacionadas com o trabalho. Este facto torna a DPOC relacionada com o trabalho um importante problema de saúde. O Programa de Investigação sobre Doenças Respiratórias conduziu investigação para melhorar a deteção precoce da DPOC relacionada com o trabalho, nomeadamente através de testes longitudinais da função pulmonar com espirometria, para detetar uma deterioração excessiva da função pulmonar e prevenir o desenvolvimento da DPOC. Estes testes constituem a base concetual necessária para o desenvolvimento de medidas preventivas específicas e eficazes [27]. Na Argentina, foram notificados 22 013 casos em 2010, com os distúrbios músculo-esqueléticos e as doenças respiratórias a liderar a lista [28].

1.6 Doenças pulmonares profissionais

Muitas doenças pulmonares profissionais estão relacionadas com a atividade profissional e a exposição a substâncias perigosas. As exposições no local de trabalho podem causar ou exacerbar a asma, a DPOC e o cancro do pulmão na idade adulta [29].

Em 2000, a poluição do ar exterior e interior nas zonas urbanas conduziu a problemas de saúde respiratória comuns, como a asma e as alergias causadas por partículas em suspensão a nível mundial[32]. O Instituto Nacional de Saúde e Segurança Ocupacional dos EUA indicou que os trabalhadores atualmente expostos a milhões de substâncias podem estar expostos a agentes cancerígenos que ainda não foram definidos, uma vez que apenas 2% dos produtos químicos disponíveis no mercado foram submetidos a tais testes. Substâncias como o amianto, o arsénio, os éteres clorados, os cromatos, as radiações ionizadas, o níquel e os hidrocarbonetos aromáticos polinucleares são factores importantes no cancro profissional.

1.7 Efeitos das poeiras no trato respiratório

Nos últimos dez anos, a rápida urbanização conduziu a um aumento da população mundial. Este crescimento conduz a emissões de poluição atmosférica provenientes da indústria e do tráfego rodoviário nas zonas urbanas [30]. O problema é particularmente significativo nas grandes metrópoles dos países em desenvolvimento, onde o desenvolvimento esparso das cidades está a levar a uma expansão das áreas residenciais construídas com um aumento caraterístico do tráfego rodoviário. Na União Europeia, o transporte rodoviário é atualmente o principal contribuinte para as emissões totais de carbono orgânico, mais de metade das emissões de NOx e um terço das emissões de compostos orgânicos voláteis

[31].

As emissões do tráfego rodoviário dos veículos provocam a abrasão dos pneus e dos travões e partículas de poeira em suspensão no ar. Além disso, há poeiras provenientes de rastos de veículos em edifícios, fluxos de ar ambiente, abrasão de pneus e travões, óleos e materiais de reparação de estradas e deposição atmosférica. A ressuspensão dos veículos depende de certas características da superfície da estrada, incluindo a velocidade do veículo, o peso do veículo, o número de rodas e a humidade [32].

1.7.1 Fontes e componentes da poluição atmosférica relacionada com o tráfego

Os poluentes provenientes dos veículos a motor, da indústria, da combustão de combustíveis e do aquecimento dos motores são as principais fontes de poluição atmosférica. Os motores são as principais fontes de poluição atmosférica em toda a Índia e são a principal causa da poluição atmosférica nas cidades.

Os principais poluentes relacionados com o tráfego responsáveis por estas doenças respiratórias agudas e crónicas são as partículas, o ozono, os dióxidos de azoto, os hidrocarbonetos aromáticos policíclicos voláteis, o chumbo, etc. É, portanto, constituído por vários poluentes atmosféricos gasosos. Os veículos em mau estado de conservação e sem sistemas de pós-tratamento dos gases de escape são responsáveis pela maior parte das emissões poluentes. O tráfego rodoviário é a principal fonte de emissões de dióxido de azoto e de benzeno nas cidades. As emissões de partículas primárias provenientes do tráfego rodoviário representam 30% das partículas com um diâmetro aerodinâmico inferior a 10 pm ou 2,5 pm[33].

1.7.2 Poluição atmosférica e mecanismos de lesão pulmonar

A poluição do ar causa principalmente doenças respiratórias, uma vez que a via mais comum através da qual as emissões dos veículos entram no corpo humano é a inalação. A exposição aos poluentes atmosféricos provoca danos no trato respiratório, incluindo os bronquíolos terminais, e causa uma diminuição da função pulmonar, conduzindo a doenças respiratórias agudas e crónicas. Os efeitos agudos incluem irritação dos olhos, nariz e garganta e infecções do trato respiratório superior. Também provoca reacções alérgicas e agrava as doenças respiratórias crónicas existentes (DPOC). A poluição atmosférica está também associada a alguns efeitos negativos, como a doença cardíaca isquémica e a doença cerebro-vascular.

1.7.3 Tipo de poluentes atmosféricos e seu impacto na morbilidade respiratória.

Poluentes atmosféricos, incluindo poluentes gasosos, odores e partículas em suspensão (SPM), tais como fumos, poeiras, névoas e fumos, bem como PM (partículas em suspensão), ozono (O3), NO2 (dióxido de azoto) e dióxido de enxofre (SO2).

Estes poluentes causam problemas de saúde respiratória, perturbações da função pulmonar e até problemas cardíacos; em caso de exposição crónica, podem mesmo provocar cancro do pulmão e DPOC. Os gases de dióxido de enxofre provocam um estreitamento das vias respiratórias e aumentam a sibilância e a falta de ar.

Os outros factores que influenciam a concentração de poluentes no tráfego rodoviário estão relacionados com as condições meteorológicas, o tráfego de veículos, o tipo de veículo (pesado e ligeiro) e o comportamento de condução. Nas zonas urbanas dos países industrializados, as emissões relacionadas com o tráfego representam mais de 50% do total das emissões de partículas. A Organização Mundial de Saúde estimou, em 1996, que 60% da poluição atmosférica nas cidades é causada por motores a gasóleo e a gasolina.

1.7.4 Poluição atmosférica e morbilidade respiratória

Os sintomas respiratórios mais comuns associados à poluição do tráfego em crianças e grupos profissionais expostos à poluição do tráfego incluem bronquite, asma, pieira, falta de ar, tosse seca e tosse com catarro e outros problemas nasais. Os gases de escape emitidos pelos veículos também provocam a redução da função pulmonar em indivíduos susceptíveis. Estudos demonstraram que a prevalência de doenças respiratórias entre os funcionários da polícia de trânsito é de 28%, em comparação com 11% entre os funcionários administrativos que não estão expostos a poluentes atmosféricos.

Um estudo comparativo transversal realizado em Nagpur com 273 varredores de rua e 142 trabalhadores de escritório da quarta classe mostrou que a prevalência de bronquite crónica era significativamente mais elevada entre os varredores de rua (7,5%) do que no grupo de comparação (1,4%). Outras doenças, como a conjuntivite, a asma brônquica e as infecções frequentes do trato respiratório superior, também se revelaram particularmente prevalentes entre os varredores de rua. Um estudo efectuado em Banguecoque também relatou fraqueza relacionada com o trabalho entre os vendedores ambulantes.

1.8 . Factores associados aos sintomas respiratórios profissionais
1 . Duração:

De acordo com a Federação Europeia da Indústria de Limpeza, os empregados de limpeza passam a maior parte do tempo a trabalhar fora do horário normal de trabalho diário, ou seja, de manhã (6h00 - 9h00), ao fim da tarde (18h00 - 21h00) ou à noite. Isto aplica-se em particular à limpeza de escritórios, mas também a edifícios comerciais ou edifícios com tráfego público.

De acordo com um inquérito realizado pela Federação Europeia da Indústria de Limpeza (2003) em 18 países, a limpeza diária na UE era efectuada ou de manhã cedo (26%) ou ao fim da tarde/início da noite (43%) - em apenas 25% dos casos a limpeza era feita durante o dia. Este facto torna a limpeza ainda mais cansativa [34].

2 Carga de trabalho e intensificação do trabalho

A carga de trabalho na indústria da limpeza é muito elevada em comparação com outros sectores. A intensificação do trabalho aumentou, em parte como resultado das exigências de maior produtividade e flexibilidade, e a forte concorrência no sector aumentou na indústria europeia de limpeza [35]. A intensificação do trabalho e o elevado ritmo de trabalho contam-se entre os factores de stress mais importantes. De acordo com um estudo finlandês, 50-70% das empresas de limpeza afirmam que estão sobrecarregadas por um volume de trabalho excessivo e que 50-70% do seu tempo de trabalho é gasto em tarefas manuais [36] [37]. 52% dos empregados de limpeza executam as mesmas tarefas ou tarefas muito semelhantes de 30 em 30 segundos ou menos ao longo do dia [38].

Um estudo sobre perturbações músculo-esqueléticas entre os empregados de limpeza no Reino Unido revelou que 56% tinham uma carga de trabalho e uma pressão de tempo elevadas, 26% tinham dificuldade em concluir bem o seu trabalho no tempo previsto, 25% nunca tinham tempo suficiente para concluir o seu trabalho e 51% afirmaram que isso era por vezes um problema. A maioria teve de trabalhar rapidamente (46% frequentemente e 47% por vezes) e de forma intensiva (47% frequentemente; 39% por vezes) para realizar o seu trabalho. Além disso, os gestores/supervisores referiram estar sob pressão constante porque receavam ter de competir com potenciais contratantes com mais recursos [39].

2. Intensidade

Foi demonstrado que a concentração de poluentes atmosféricos nas zonas urbanas, onde a indústria e a poluição dos veículos são elevadas, é mais elevada do que nas zonas residenciais [40]. As taxas de emissão mais elevadas dos veículos ocorrem em marcha lenta, travagem e a velocidades mais baixas. Grandes quantidades de monóxido de carbono e hidrocarbonetos são libertadas quando o veículo está ao ralenti e a velocidades mais baixas. Por conseguinte, a concentração de poluentes é elevada nos cruzamentos com semáforos; as curvas acentuadas na cidade abrandam o tráfego e aumentam assim as emissões poluentes [41].

Estudos demonstraram que a exposição pessoal ao CO é particularmente elevada quando o tráfego é direcionado para as escolas e outras tarefas são realizadas ao ar livre [42]. Foram medidas emissões de partículas e concentrações de monóxido de carbono mais elevadas durante a hora de ponta do que fora da hora de ponta. As concentrações de dióxido de azoto, fumo negro (ou fuligem) e partículas ultrafinas (PM 0,1) são também significativamente mais elevadas em zonas situadas a menos de 300-500 m das principais auto-estradas urbanas [43].

Equipamento de proteção individual (EPI)

As directrizes da OSHA [2011] recomendam a utilização de máscaras ou respiradores para todos os trabalhadores expostos a partículas em suspensão no ar no seu ambiente de trabalho e também para os que estão expostos a poluentes tóxicos emitidos pelos automóveis. A utilização de máscaras ou respiradores no local de trabalho é necessária para proteger a saúde dos trabalhadores. No entanto, os relatórios mostram que, apesar da disponibilização de máscaras, o pessoal da polícia não as usa durante o serviço de trânsito, pois não tem consciência do impacto da poluição atmosférica na sua saúde, tal como os varredores de estradas não usam corretamente o seu equipamento de proteção individual.

Outros factores que contribuem para as doenças respiratórias incluem o combustível utilizado em casa, o local onde se vive, infecções respiratórias anteriores na infância, doenças respiratórias anteriores como a asma, a DPOC e lesões no peito.

3. Objectivos do estudo

3.1: Objetivo geral

- Avaliar a prevalência de sintomas de saúde respiratória e factores associados entre os varredores de rua na administração da cidade de Adis Abeba, na Etiópia.

3.2: Objectivos específicos

* Determinar a prevalência de sintomas de saúde respiratória entre os varredores de rua em Adis Abeba, Etiópia.
* Avaliação da utilização de EPI pelos varredores de rua
* Identificar os factores associados à saúde respiratória dos varredores de rua.

4. 1. conceção do estudo

Foi realizado um estudo transversal entre os limpadores de rua da administração da cidade de Adis Abeba, na Etiópia.

4.1: Área de estudo

Foi realizado um estudo transversal em Adis Abeba, em cinco subcidades seleccionadas. Adis Abeba (AA) é a capital da Etiópia, situada geograficamente a 9°1'48 "N de latitude e 38°44'24"E de longitude. A cidade está situada no coração do país. A sua superfície é de cerca de 526,99 km2. É a maior cidade da Etiópia, com uma população estimada em 3352000 habitantes, dos quais 17665000 são mulheres e os restantes 1587000 são homens. A cidade tem 10 sub-cidades e 116 weredas. Adis Abeba é uma das capitais das 10 maiores cidades de África. É constituída por 10 sub-cidades e 116 weredas, com o número de habitantes a variar de sub-cidade para sub-cidade.

Adis Abeba é o centro do comércio, dos bancos, dos escritórios nacionais, do pequeno comércio com vendedores ambulantes, da venda em lojas, dos artesãos, da demolição e da construção de grandes edifícios, o que indica que muitas pessoas vêm de diferentes partes do mundo, das zonas rurais e periféricas para trabalhar a nível socioeconómico.

Devido ao aumento do volume de pessoas e do tráfego automóvel, ambos associados a elevados níveis de produção de resíduos, são produzidos vapores, aerossóis, bioaerossóis e poeiras que podem contribuir para um aumento da prevalência de sintomas de saúde respiratória nos trabalhadores da limpeza urbana que trabalham oito horas por dia durante uma semana inteira sem EPI adequados e apropriados.

4.2: Período de estudo

O estudo foi realizado entre 20 de janeiro de 2015 e 30 de março de 2016.

4.3: Fonte: População

Todos os varredores de rua em 10 subcidades da administração da cidade de Adis Abeba, Etiópia.

4.4: População do estudo

Todos os varredores de rua seleccionados nos subúrbios de Lideta, Kirkos, Addis Ketema, Arada e Yeka estão em serviço há pelo menos dois anos e fazem atualmente o mesmo trabalho.

4.5: Critérios de elegibilidade

4.5.1 Critérios de inclusão

- Varredores de rua na faixa etária entre os 18 e os 60 anos.
- Ter trabalhado na varredura de estradas durante pelo menos dois anos ou mais.
- Varredores de rua disponíveis no momento do inquérito.

4.6: Determinação da dimensão da amostra:

A dimensão da amostra dos participantes no estudo foi determinada com base na fórmula da proporção de uma única população (Kish Leslie (1996)). Uma vez que não foram efectuados estudos semelhantes na Etiópia, assumiu-se que a prevalência de sintomas respiratórios de 0,5 era de 50%, a fim de obter uma dimensão máxima da amostra.

Com um intervalo de confiança (IC) de 95 % e um erro marginal (d) de 5 %, a dimensão da amostra (n) foi de 384.

$$n = Z_2 PQ/d^2 \text{ where}$$

n = dimensão da amostra necessária,

z = intervalo de confiança (95% ou 1,96)

p = Prevalência esperada do sintoma respiratório 50%

P = proporção de prevalência, em que Q =1 - P.,

d = Margem de erro, 5%

n = 384 mais 10% de taxa de não resposta

A dimensão total da amostra é, por conseguinte, de 422.

4.7: Procedimento de seleção das amostras:

Do total de 10 sub-cidades, 5 sub-cidades foram seleccionadas por amostragem aleatória simples, e depois 15 woredas (três woredas de cada) foram seleccionados por amostragem aleatória simples. As listas de varredores de rua em cada woreda foram obtidas nos gabinetes de limpeza e administração dos woredas.

A recolha de dados junto dos varredores de rua disponíveis foi efectuada de acordo com a sua conveniência. Aqueles que não foram contactados foram contactados por telefone para marcar uma reunião e foram obtidas informações sobre quando estavam disponíveis para uma entrevista no local.

Atribuição proporcional:

[th]Nj é a dimensão da população do estrato j N = N1+ N2+ ...+ Nk é a dimensão total da população

O número total de varredores em 5 subcidades seleccionadas é de 2090.

Addis Ketema = 362*422/2090= 73

Arada = 306*422/2090=62

Kirkos = 667*422/2090= 135

Lideta= 315*2090/2090=64

Jeka =440*2090/5000= 88

Em termos de dimensão da amostra, foram incluídos no estudo dez colectores de dados envolvidos no estudo (quatro enfermeiros, quatro profissionais de saúde ambiental e dois supervisores) para a recolha de dados.

4.8: Variáveis do estudo

4.8.1 Variável dependente

- Sintomas profissionais do trato respiratório

4.8.2 Variáveis independentes

- Factores sócio-demográficos: Idade, género, educação e estado civil
- Factores comportamentais: tabagismo, utilização de EPI

- Factores ambientais: duração do horário de trabalho, experiência profissional (anos de serviço), formação em saúde respiratória, exposição anterior a poeiras, consumo de energia no agregado familiar
- Doenças respiratórias crónicas (comorbilidades): Bronquite crónica, tuberculose (TB), doença cardíaca, asma e cancro do pulmão.

4.9: Garantir a qualidade dos dados

Foi efectuado um pré-teste do questionário com 5% do tamanho da amostra antes do período de estudo. Os varredores de rua que participaram no pré-teste não foram incluídos na amostra final do estudo. Para além da formação dos responsáveis pela recolha de dados sobre a melhor forma de recolher informações dos participantes varredores de rua, os questionários foram verificados diariamente quanto ao seu preenchimento e os responsáveis pela recolha de dados receberam o feedback necessário.

4.10: Tecnologia de recolha de dados

Para a recolha de dados, foi adaptado um questionário estruturado (St George's Respiratory Questionnaire, European Community Respiratory, ATS DLD - 78 Questionnaire (Anexo I)) do questionário do British Medical Research Council para servir o nosso objetivo. O questionário foi traduzido para amárico (Anexo II) e novamente traduzido para inglês para verificar a coerência do conteúdo. O questionário era composto por quatro partes: características sócio-demográficas, história de sintomas respiratórios, disponibilidade e utilização de equipamento de proteção individual.

4.11: Definições de termos

> **Poeira:** partículas **finas** de substâncias orgânicas e inorgânicas suspensas na atmosfera

> **Asma brônquica:** - uma inflamação das vias respiratórias, mas o termo também é utilizado para designar a asma cardíaca, que ocorre quando há acumulação de líquido nos pulmões como complicação da insuficiência cardíaca.

> **Cor pulmonale:** - Aumento e insuficiência do ventrículo direito causados por uma doença dos pulmões ou dos vasos sanguíneos pulmonares

> **Riscos profissionais:** - Uma condição de trabalho que pode levar à doença ou à morte

> **Equipamento de proteção individual:** é qualquer coisa utilizada ou vestida por uma pessoa para minimizar o risco para a sua saúde ou segurança e inclui uma vasta gama de vestuário e equipamento de segurança

> **Poeira fina:-** é uma mistura complexa de partículas extremamente pequenas e gotículas de líquido. As poeiras finas têm um diâmetro de 2,5 micrómetros.

4. 13. entrada de dados

Os dados codificados foram organizados e introduzidos no pacote de software Epi Info Versão 3.5.1.

4.14. Processamento e análise de dados

- Os dados foram limpos para evitar valores em falta e foram utilizados comandos como a frequência para limpar os dados.

  Os dados ajustados foram exportados para o pacote de software SPSS 16.0 para análise.

- Para descrever os dados, foram calculadas as frequências, as percentagens e as medianas das variáveis.

- regressão logística e $P<05$ foi efectuada para observar o efeito relativo nas variáveis 4.15 Considerações éticas

Antes da recolha de dados, foi obtida a aprovação ética do Comité de Investigação da Faculdade de Medicina de África. Durante a recolha de dados, foi explicado brevemente a cada participante o objetivo e o significado do estudo para obter o consentimento verbal e evitar mal-entendidos. Os participantes foram tratados com respeito durante a entrevista e os seus nomes não foram utilizados em nenhum dos documentos.

4.16. Divulgação dos resultados

Os resultados deste estudo serão apresentados à escola de medicina em África como parte da tese de mestrado em saúde pública e também serão enviados à administração da cidade de Adis Abeba e a subúrbios seleccionados. Serão feitas outras tentativas para os publicar em revistas científicas nacionais e internacionais.

4.17. Pontos fortes do estudo

❖ O estudo foi realizado numa área profissional

❖ O estudo constituiu uma abordagem holística do ambiente e do aspeto sanitário da comunidade.

utilizando um instrumento normalizado da American Thoracic Society - Division of Lung Diseases (ATS- DLD) e do British Medical Research Council

4.18. Limitações do estudo

O estudo foi um estudo transversal em que não foi possível estabelecer um efeito causal.

O viés de comunicação pode ter influenciado os resultados relativos à duração do emprego, idade, exposição anterior a poeiras e doenças respiratórias anteriores

5.1. Características sócio-demográficas dos participantes

Este estudo foi realizado entre os varredores de rua da administração da cidade de Adis Abeba. Do total de 405 inquiridos, com uma taxa de resposta de 96%, 82 (20%) eram homens e 323 (80%) eram mulheres. A idade média (+DP) dos participantes no estudo era de 36,4+ 9,4 anos e variava entre os 18 e os 60 anos. A maioria (37,3%) dos participantes no estudo encontrava-se no grupo etário dos 28-37 anos, seguido do grupo dos 38-47 anos com 115 (28,4%). Um terço (30,4%) dos varredores de rua frequentava a escola primária e 206 (50,9%) dos participantes eram casados.

Ambiente de trabalho e factores comportamentais

A experiência de trabalho variou entre 2-38 anos, com uma média (+SD) de 9,35+8,6; 276(68,1%) dos participantes trabalharam <10 anos e 399(98,5%) trabalharam mais de cinco dias por semana e também foram expostos a poeiras no trabalho 402(99,3%). Metade dos trabalhadores 186(46,9%) usava panos em vez de respiradores/máscaras de pó e também usava proteção ocular 3(,2%) cada como EPI e 9(2,2%) tinham usado um cacifo pessoal no local de trabalho. Apenas 10(2,5%) e 11(2,7%) tinham frequentado formação pré-contratação e formação em matéria de saúde e segurança no local de trabalho, respetivamente. As fontes de energia utilizadas em casa eram 51(12,6%) parafina, 254(62,3%) carvão e 228(56,3%) eletricidade.

Em geral, os varredores de rua trabalham 8 horas por dia e o seu rendimento é também o mesmo para todos os participantes, nomeadamente 1123 Birr etíopes por mês. Os participantes referiram que os varredores de rua não utilizam equipamento de proteção individual porque não sabem como o utilizar (110, 27,2%), porque não se sentem confortáveis (154, 37,8%) e porque querem poupar tempo (18, 4,4%).

A maioria dos participantes não tinha acesso a um duche 404(99,8%) e não era possível mudar de roupa antes e depois do trabalho. Com base no estudo oral e observacional, os varredores de rua trabalhavam fora dos dias ou horas de trabalho habituais e podem ter enfrentado vários incidentes, como assédio sexual 44(10,9%) e acidente de viação 61(15,1%), relatados pelos inquiridos [Quadro 1].

Quadro 1A:- Características sócio-demográficas dos varredores de rua em Adis Abeba, 2016

Variable	Frequency	Percent (%)
Gender		
Male	82	20
Female	323	80
Age (in year)		
<27	77	19.0
28-37	151	37.3
38-47	115	28.4
>48	62	15.3
Marital Status		
Single	109	26.9
Married	206	50.9
Divorced	66	16.3
Widowed	24	5.9
Educational Status		
Illiterate	63	15.5
Write and Read	64	15.8
Primary education	123	30.4
Secondary	123	30.4
education	32	7.9
TVET and above		
Year of Service(in year)	276	68.1
$\leq$ 10	76	18.8
10-20	53	13.1
$\geq$ 21		
Exposure to dust		
Yes	402	99.3
No	3	.7
Working days per week	6	1.5
$\leq$ 5	399	98.5
$\geq$ 5		
Personal locker		
Yes	9	2.2
No	396	97.8

Quadro IB:- Características sócio-demográficas dos varredores de rua em Adis Abeba, 2016

Variable	Frequency	Percent (%)
Presence of shower at work		
Yes	1	.2
No	404	99.8
Sexual Harassment		
Yes	44	10.9
No	361	89.1
Car accident		
Yes	61	15.1
No	344	84.9
Mask		
Yes	186	45.9
No	219	54.1
Helmet		
Yes	270	66.7
No	135	33.3
Hand glove		
Yes	374	92.3
No	31	7.7
Foot wear		
Yes	343	84.7
No	62	15.3
Apron/Overall/		
Yes	383	94.6
No	22	5.4
Eye protection (goggle)		
Yes	3	.7
No	402	99.3
Pre-employment training		
Yes	10	2.5
No	395	97.5

Quadro IC:- Características sócio-demográficas dos varredores de rua em Adis Abeba, 2016

Variable	Frequency	Percent (%)
On job training		
Yes	11	2.7
No	394	97.3
Kerosene		
Yes	51	12.6
No	354	87.4
Coal/wood/		
Yes	254	62.3
No	151	37.3
Electricity		
Yes	228	56.3
No	177	43.7
Not used PPE		
Lack of awareness	110	27.2
Not comfort	154	37.8
To save time	18	4.4

5.2. . Prevalência de sintomas de saúde respiratória entre os varredores de rua

A prevalência geral de sintomas respiratórios ocupacionais entre os varredores de rua foi de 279(68,9%), e a prevalência de sintomas respiratórios tosse 180(44,4%), seguida de falta de ar 137(33,8%), catarro 99(24,4%), chiado 92(22,7%), dor no peito 67(16,5%), e com manifestação de desconforto ocular 193(47,7%), espirros 181(44,7%) e irritação nasal 134(33,1%), [Tabela 2].

Quadro 2:- Prevalência de sintomas de saúde respiratória entre os varredores de rua em Addis

Abeba Etiópia, 2016

Variable	Frequency	Percent (%)
Respiratory symptom		
Yes	279	68.9
No	126	31.1
Chronic Cough		
No	225	55.6
Yes	180	44.4
Shortness of Breathlessness		
No	268	66.2
Yes	137	33.8
Attacks of Chest		
No	338	83.5
Yes	67	16.5
Chronic Wheezing		
No	313	77.3
Yes	92	22.7
Chronic phlegm		
No	306	75.6
Yes	99	24.4
Nose Irritation		
No	271	66.9
Yes	134	33.1
Eye discomfort		
No	212	52.3
Yes	193	47.7
Sneezing		
No	224	55.3
Yes	181	44.7

5.3. Factores associados aos sintomas respiratórios

O sexo dos participantes, as categorias de idade 28-37 e 38-47, a história de doenças respiratórias enfisema e tuberculose foram significativos (p < 0,05) na análise multivariável, enquanto a energia utilizada em casa parafina foi significativa na análise univariável, mas não significativa na análise multivariável. Por outro lado, o estado civil, o nível de escolaridade, as horas de trabalho semanais, a utilização de EPI, a exposição a poeiras, a educação, a experiência profissional, a eletricidade e o carvão utilizados em casa, a história de doenças respiratórias como a asma e a bronquite não foram significativamente associados aos sintomas respiratórios nos varredores de rua.

O género dos participantes foi significativamente associado aos sintomas respiratórios nos varredores de rua. As mulheres eram mais susceptíveis de ter sintomas respiratórios (AOR=2,188, 95% CI: 1,143, 4,189) do que os homens.

Nas categorias de idade 27-37 anos e 38-48 anos, a probabilidade de desenvolver sintomas respiratórios foi maior do que na categoria de idade dos trabalhadores com menos de 27 anos (AOR= 2,65 95% CI: 1,362, 5,166) (AOR= 2,051 95% CI: 1,018, 4,13).

Os trabalhadores com antecedentes de doenças respiratórias, como enfisema (AOR= 2,53 IC 95%: 1,072, 5,97) e tuberculose (AOR=7,24 IC 95% 1,584, 3,065), eram mais susceptíveis de desenvolver sintomas respiratórios entre os varredores de rua [Quadro 3].

Quadro 2A: - Factores associados aos sintomas respiratórios entre os varredores de rua em Addis

Abeba, 2016

Variable		Respiratory Symptoms		COR (95%CI)	AOR (95%CI)
		Yes	No		
Gender					
Male		62	19	1.00	1.00
Female		217	107	1.609(.916, 2.827)	**2.188(1.143, 4.189)***
Age (in year)					
<27		63	14	1.00	1.00
28-37		79	36	2.653(1.362, 5.166)	**2.65(1.362, 5.166)***
38-47		42	20	2.051(1.018, 4.132)	**2.051(1.018, 4.132)***
$\geq$ 48		95	56	2.143(.975,4.706)	2.143(.975,4.706)
Educational Status					
Illiterate		47	16	1.103(.236, 5.146)	1.350(.340, 5.356)
Write and Read		44	20	1.36(.464, 3.984)	1.045(.303, 3.60)
Primary education		84	39	1.635(.705, 3.789)	1.045(.303, 3.60)
Secondary education		84	39	2.225(.888, 5.578)	1.029(.275, 3.843)
TVET and above		20	12	1.00	1.00
Past Dust Exposure(yrs)					
$\leq$ 5		105	47	1.877(.347, 10.166)	1.014(.651, 1.567)
> 5		174	79	1.00	1.00
Home used energy					
Electricity	Yes	123	54	1.092(.664, 2.605)	1.05(.688, 1.608)
	No	156	72	1.00	1.00
Kerosene	Yes	250	104	1.985(1.046, 3.768)	1.827(.946, 3.529)
	No	29	22	1.00	1.00
Coal(wood)	Yes	180	74	1.00	1.278(.83, 1.966)
	No	99	52	1.395(.845, 2.304)	1.00

Quadro 2B: Factores associados a sintomas respiratórios entre os varredores de rua em Addis

Abeba, 2016

Variable		Respiratory Symptoms		COR (95%)	AOR (95%)
		Yes	No		
Past respiratory History					
Asthma	Yes	46	14	1.00	1.00
	No	233	112	1.546(.751, 3.181)	1.705(.844, 3.446)
Bronchitis	Yes	242	108	1.173(.555, 2.477)	1.249(.635, 2.456)
	No	37	18	1.00	1.00
Emphysema	Yes	252	111	2.616(1.022, 6.696)	**2.53(1.072, 5.97)***
	No	27	15	1.00	1.00
Heart Attack	Yes	53	22	1.326(.709, 2.482)	1.133(.620, 2.072)
	No	226	104	1.00	1.00
TB	Yes	22	4	2.611(.881.4.706)	**7.24(1.584,**
	No	257	122	1.00	**3.065)***
					1.00
Year of Service(in year)					
≤ 10		37	16	1.064(.543, 1.636)	1.064(.562, 2.017)
10-20		53	23	1.004(.468, 2.017)	1.004(.468, 2.154)
≥ 21		189	87	1.00	1.00

5.4. História de doença respiratória

O presente estudo mostrou que os varredores de rua tinham um historial de doenças respiratórias: Asma 60(23%), Bronquite 55(22%), Enfisema 42(16%), Co-infarto do miocárdio 75(29%), Tuberculose 26(10%) [Figura 1],

Figura 1:- Prevalência de doenças respiratórias no historial dos varredores de rua em Adis Abeba, Etiópia, 2016

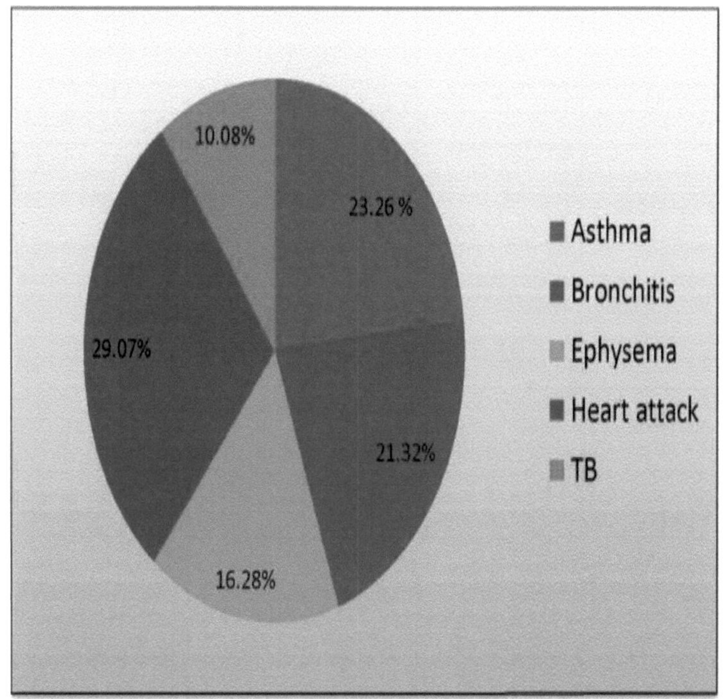

5.5. Disponibilidade de equipamento de proteção individual

Os inquiridos indicaram que os EPI estavam disponíveis no local de trabalho quando varriam as estradas, incluindo o respirador 189(46,7%), luvas 379(93,6%), capacete 274(67,7%), calçado 364(89,9%), trapo/apagão/macacão 383(94,6%), e a proteção ocular estava disponível no seu local de trabalho 2(,5%) [Figura 2].

Figura 2:- Disponibilidade de equipamento de proteção individual entre os varredores de rua em Adis Abeba, Etiópia, 2016

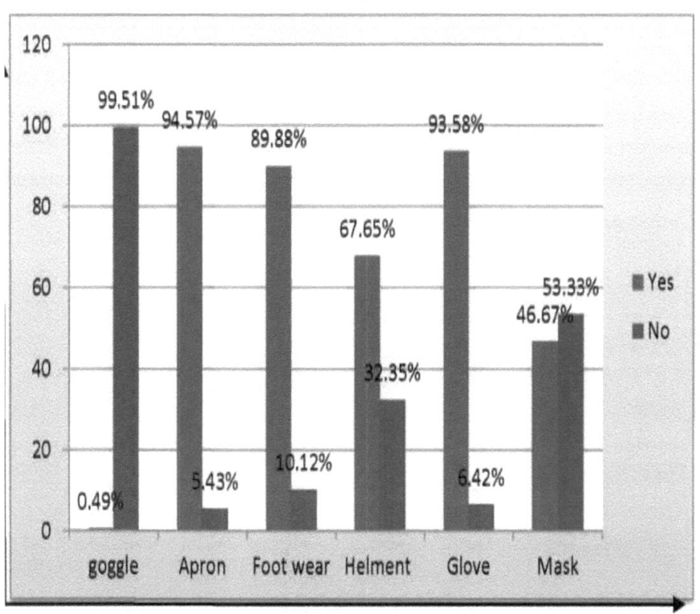

5.6. Utilização de EPI no trabalho

A cultura dos varredores de rua em relação ao uso de equipamentos de proteção individual, proteção respiratória (máscara) 216(54,1%), luvas 379(93,6%), capacete 31(7,7%), calçado 135(33,3%), lenço/apagão/macacão 62(15,3%), proteção acessível e proteção ocular não estavam presentes 402(99,3%) durante o seu horário de trabalho.

Os varredores de rua declararam que achavam incómodo, 153 (37,8%), especialmente durante a estação quente, 110 (27,2%), e 18 (4,4%) responderam que queriam poupar tempo [Figura 3].

Figura 3:- Utilização de equipamento de proteção individual pelos varredores de rua em Adis Abeba, Etiópia, 2016

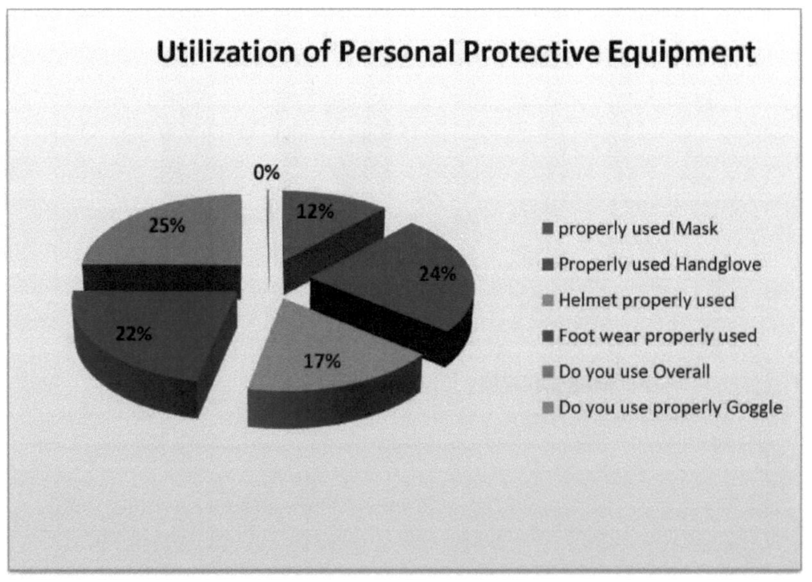

A taxa de resposta dos participantes foi de 96%. A prevalência global de sintomas respiratórios entre os varredores de rua no estudo atual foi de 279 (68,9%). O resultado deste estudo foi ligeiramente superior ao de um estudo relacionado realizado entre trabalhadores de uma fábrica de cimento em North Shewa, na Etiópia, que foi inferior ao do estudo atual, com 66,2% [44]. Estas diferenças podem dever-se a medidas preventivas eficazes, como a disponibilidade e a utilização adequada de equipamento de proteção individual e a formação dos trabalhadores da fábrica de cimento.

Verificou-se que a prevalência de sintomas respiratórios entre os varredores de rua era mais elevada para a tosse (44,4%) e a falta de ar (33,8%), em comparação com o estudo realizado na Índia Karnataka (36,6%), (13,3) e a tosse na Nigéria (25,5%), respetivamente. Esta discrepância na prevalência da tosse e da falta de ar pode estar relacionada com diferenças entre países no que respeita ao nível de desenvolvimento, ao estatuto da mão de obra, à força dos serviços de saúde e segurança no trabalho e à variedade e complexidade das tarefas e ambientes de trabalho. É também provável que a poeira das estradas, que é uma mistura complexa de poeira do solo, partículas de abrasão depositadas pelos veículos a motor, poeira dos pneus, poeira das pastilhas dos travões, fragmentos de plantas e outros materiais biológicos, seja alergénica (Glovsky et al. 1997) e possa, por conseguinte, irritar o trato respiratório, provocando tosse, espirros e desconforto ocular.

O estudo atual mostra que 47,7% das queixas oculares e 55,3% dos espirros dos varredores de rua foram examinados, o que é superior a um estudo semelhante realizado na Índia sobre espirros (46,6%) e muito superior ao da Tanzânia (6%). Esta diferença pode estar relacionada com o facto de os varredores de rua não estarem conscientes dos riscos para a saúde associados ao seu trabalho e de não terem tido acesso a formação em saúde e segurança no trabalho na Etiópia. Outros sintomas respiratórios, como o catarro e a pieira, foram também referidos de forma ligeira.

Os estudos efectuados demonstraram a existência de uma ligação entre a exposição a poeiras e os sintomas respiratórios. Os varredores de rua estão altamente expostos a poeiras devido às características da sua tarefa, às atitudes individuais relativamente à utilização adequada de equipamento de proteção individual, à sensibilização e à compreensão do impacto dos riscos para a saúde no seu trabalho. Além disso, os varredores de rua referiram que a elevada prevalência de desconforto ocular e de espirros pode estar relacionada com a falta de equipamento normalizado de proteção ocular, de acesso a chuveiros, de salas de repouso adequadas e de mudanças de roupa de trabalho para o equipamento de proteção individual, bem como com o horário de trabalho pouco habitual. Estas horas de trabalho invulgares podem dar origem a acidentes de viação e a assédio sexual, uma vez que os trabalhadores vêm de fora das suas casas sem restrições.

Composto de partículas de poeiras orgânicas e inorgânicas, juntamente com outros poluentes provenientes da estrada, do tráfego automóvel e dos gases de escape, resultando em vapores e gases que contribuem para o aumento dos sintomas de saúde respiratória. Os trabalhadores estão expostos às poeiras geradas durante a varredura. As partículas de poeira inaladas interagem com as células epiteliais e irritam a barreira mucosa, levando à inflamação. A inflamação crónica conduz à fibrose e prejudica as trocas gasosas e, em última análise, a insuficiência respiratória. Foram observados resultados semelhantes na Índia em varredores de rua e na Etiópia em trabalhadores de fábricas de cimento com uma elevada prevalência de sintomas respiratórios profissionais [45].
O estudo concluiu que a idade, o sexo e as doenças respiratórias anteriores, como o enfisema e a tuberculose, eram factores decisivos para o desenvolvimento de

sintomas respiratórios nos varredores de rua.

Este estudo atual mostra que os participantes do estudo com idades compreendidas entre os 28 e os 37 anos (AOR=2,65 IC 95%: 1,362, 5,166) e entre os 38 e os 47 anos (AOR=2,051 IC 95%: 1,018, 4,132) correm um risco elevado de desenvolver sintomas respiratórios nos varredores de rua, ao passo que, com o aumento da idade, a capacidade da imunidade para compactar o corpo estranho diminui e a doença é menos controlada [46]. A diferença em relação a este estudo pode dever-se ao facto de os varredores de rua estarem expostos a concentrações de poeiras mais elevadas no ambiente de trabalho devido à sua profissão.

Este estudo concluiu que as mulheres (AOR=2,188 IC 95%: 1,143, 4,189) tinham maior probabilidade de desenvolver sintomas respiratórios do que os homens. Este resultado não foi consistente com os estudos efectuados na Etiópia e na Zâmbia [47, 48]. Isto pode dever-se à falta de instalações nas áreas de trabalho, tais como tomar banho depois do trabalho, mudar de roupa depois do trabalho e lavar as mãos e o rosto durante o trabalho. Para além dos varredores de rua, há falta de formação sobre os riscos para a saúde no trabalho, e as mulheres podem estar expostas a níveis mais elevados de poluição interior proveniente de combustíveis de biomassa devido à segregação do trabalho doméstico em função do género.

Outro fator determinante para os sintomas respiratórios foi o historial de doenças respiratórias, como enfisema e tuberculose (AOR= 2,53 IC 95%: 1,072, 5,97) e (AOR=7,24 IC 95% 1,584, 3,065), referido no estudo atual. Isto pode fazer com que os varredores de rua expostos profissionalmente a poeiras, gases e vapores desenvolvam doenças respiratórias e também a má utilização de máscaras no trabalho tem um impacto significativo no desenvolvimento de irritação respiratória e mais sintomas de saúde respiratória para os varredores de rua que trabalham mais de cinco dias por semana, mas não estatisticamente significativo, o que pode dever-se à elevada exposição frequente a poeiras sem mecanismos de prevenção adequados, como outros relataram [49] [50].

O estudo atual também mostra que a demonstração de formação em saúde e segurança no trabalho relacionada com poeiras e outros factores reduz significativamente a prevalência de sintomas respiratórios. Foi realizado um estudo na Tanzânia, depois de os trabalhadores de uma fábrica de cimento terem recebido formação em matéria de saúde e segurança; este estudo revelou uma diminuição significativa no grupo exposto, mas nenhuma diferença em relação ao grupo de controlo [51]. Apenas (12%) dos varredores de rua utilizavam equipamento de proteção individual durante o seu trabalho, mas a máscara que utilizavam não era uma verdadeira máscara, mas um pedaço de pano normal que não é recomendado para proteção contra partículas de poeira.

Existia equipamento de proteção individual (máscara) 189(46,7 %), luvas 379(93,6 %), capacete 274(67,7 %), calçado 364(89,9 %), lenço/apagão/macacão 383(94,6 %), mas a maior parte do equipamento de proteção individual era desconfortável, desconhecido e moroso de utilizar.

A formação em saúde e segurança no trabalho e a utilização de EPI não foram estatisticamente significativas no presente estudo (AOR = 4,167 95% .522, 33,247). Este resultado contrasta com estudos efectuados com trabalhadores de fábricas de cimento na Etiópia [51]. No estudo realizado numa fábrica de cimento, os trabalhadores que não receberam formação tinham maior probabilidade de desenvolver sintomas respiratórios do que os trabalhadores que receberam formação (AOR = 2,73, IC 95% = 1,41, 5,29).

A falta de formação em segurança, especialmente a formação no local de trabalho, a utilização limitada de equipamento de proteção individual durante o serviço e a longa duração do horário de trabalho foram factores importantes que contribuíram para a ocorrência de sintomas respiratórios.

Esta discrepância pode dever-se ao facto de a formação ter mudado as atitudes dos trabalhadores em relação às questões de saúde respiratória e de lhes ter dado as competências e os conhecimentos necessários para se protegerem dos efeitos para a saúde dos locais de trabalho com poeiras.

Os resultados podem explicar o facto de os varredores de rua terem de enfrentar horários de trabalho invulgares. Estas horas invulgares de trabalho noturno (das 3h30 às 10h00) são as mais movimentadas e o tráfego automóvel está congestionado, e o pó da varredura das ruas também varia consoante a hora e o local, especialmente nas zonas onde se situam os centros comerciais. Adis Abeba é uma cidade emergente com uma grande acumulação de resíduos provenientes de lojas, mercados, edifícios, fumo dos motores dos automóveis, resíduos das indústrias, drenagem inadequada e outros resíduos lançados na rua pelos peões, criando muita poeira e outros tipos de poluição.

6. Conclusões

Neste estudo, verificámos que a prevalência de sintomas respiratórios é significativamente mais elevada entre os varredores de rua (68,9%) e que estes pertencem aos grupos vulneráveis.

❖ Os varredores de rua são grupos vulneráveis que precisam de atenção especial
  ❖ A disponibilidade e subutilização de EPI entre os varredores de rua é maior e requer atenção especial
  ❖ O género, a idade e a história de doença respiratória (enfisema e tuberculose) foram determinantes importantes dos sintomas respiratórios.
  ❖ Além disso, os varredores de rua não dispõem de instalações institucionais, tais como salas de repouso e vestiários, cacifos pessoais, casas de banho, horários de trabalho atípicos, seguros e benefícios sociais (sabão, lenços de papel), etc.

Recomendação

Em conclusão, recomendamos as seguintes medidas preventivas para reduzir a prevalência de sintomas respiratórios profissionais e factores associados entre os varredores de rua em Adis Abeba.

- ❖ A administração da cidade de Adis Abeba deve fornecer EPI normalizados e adequados.

- ❖ assegurar uma formação adequada antes e depois do emprego

- ❖ Deve facilitar a existência de duche, cacifo pessoal, sala de repouso e recrutar pessoal na sua área

- ❖ Estudo mais aprofundado sobre conhecimentos, atitudes e práticas no domínio da saúde e segurança no trabalho

- ❖ E também sobre os riscos que não afectam o trato respiratório dos varredores de rua.

Referência

1. Plano de Ação Global para a Prevenção e Controlo das Doenças Não Transmissíveis 2013-2020. Genebra: Organização Mundial de Saúde; 2013 (http://apps.who. int/iris/bit stream/10665/94384/1/ 9789241506236_ eng.pdf? novembro de 2014).

2. Estratégia Global para a Prevenção e Controlo de Doenças Não Transmissíveis. Genebra: Organização Mundial de Saúde; 2000 (http://apps.who.int/gb/archive/ pdf_files/ WHA53/ResWHA53/17.pdf novembro de 2014).

3. Global status report on non-communicable diseases 2010, Genebra: Organização Mundial de Saúde; 2011 (http://www.who.int/nmh/publications/ncd_report_ full_en.pdf, acedido em 3 de novembro de 2014).

4. Do fardo às "melhores compras": reduzir o impacto económico das doenças não transmissíveis em países de baixo e médio rendimento. Genebra: Organização Mundial de Saúde e Fórum Económico Mundial; 2011 (www.who.int/nmh/publications/best_buys_summary, novembro de 2014).

5. Relatório do Ministério da Saúde do Canadá sobre o portal de boas práticas de 2014

6. Mickey Leland, Brook Teklehaimanot Gabinete do Projeto de Habitação de Adis Abeba 2015

7. Agência, T.F.D.R.O.E.C.S., Relatório Estatístico sobre o Inquérito ao Emprego Urbano e ao Desemprego, Agência C.S., Editor. 2015, Agência Central de Estatística: Adis Abeba. p. 26-27.

8. Ministério do Desenvolvimento Urbano e Construção Planeamento Urbano, S.a.B.B., Manual de Gestão de Resíduos Sólidos: No que respeita a Planos Urbanos, Aterros Sanitários e Planeamento da Gestão de Resíduos Sólidos, S.a.B.B. Planeamento Urbano, Editor. 2012, Gabinete de Planeamento Urbano,

Saneamento e Embelezamento: AddisAbaba. S. 7-8.

9. Hayal desta, H.W., Avaliação da Gestão Contemporânea de Resíduos Sólidos Urbanos em Ambiente Urbano. Journal of Environmental Science and Technology, 2014. 7(2): p. 2-3.

10. Girma Desta, Worku Sharew Um problema de saúde pública emergente na Etiópia. Doenças crónicas não transmissíveis, 2012. 1: p. 55-60.

11. Bartlett IW, D.A., McGuiness A, Palmer H, Substituição de agentes de limpeza com solventes orgânicos na indústria de impressão litográfica. Annals of Occupational Hygiene, 1999. 43:(2): p. 83-90.

12. Sabde Yogesh D, S.P.Z., Morbilidade respiratória entre os varredores de rua que trabalham na zona de Hanumannagar da Corporação Municipal de Nagpur, Maharashtra. Jornal Indiano de Saúde Pública 2008. 52 (3): p. 1.

13. Krajewski JA, T.S., Cyprowski M, Szarapinska-Kwaszewska J, Dudkiewicz B., Exposição profissional a poeiras orgânicas associadas à recolha e gestão de resíduos urbanos. Int J Occup Med Environ Health, 2002. 3(15): p. 289-301.

14. Ahmed, G.U., Masum, M.K. e Alam, M.S. Status of Ambient Air Quality in the Urban and RuralAreas of Chittagong, Bangladesh, Green Pages, acedido em , Disponível no sítio Web: . http://www.ecoweb. com/edi/060805.html 2013.

15. OMS/SDE/OEH/99.14, Prevenção e controlo dos riscos profissionais no domínio do ambiente e da saúde; poeiras transportadas pelo ar. Sociedade Britânica de Higiene Ocupacional, 2000. 44(5): p. 405.

16. Saúde, N.I.f.O.S.a., Investigação de Doenças Respiratórias no NIOSH. NIOSH, 2008.

17. Miguel AG, C.G., Glovsky MM, Weiss J. Alergénios no pó da estrada e nas partículas transportadas pelo ar. ,. Environmental Science and Technology. , 1999: p. 33, 4159-4168.

18. Mark J. Utell, Respiratory Diseases Research at NIOSH: Instituto Nacional de Segurança e Saúde Ocupacional 2008.

19. Prisca Stambuli, Sintomas de saúde respiratória ocupacional e factores associados em varredores de rua na Índia 2012

20. Ajay Um estudo do comprometimento das funções pulmonares em varredores adultos. Jornal de Ciência e Pesquisa Farmacêutica, 2014. 6 (6): p. 239-241.

21. Kupiainen, K., Road dust from pavement wear and traction sanding, in finish Environmental institute, Finland Helsinki, 2007.

22. Abdulwahid, Relatório sobre a situação da gestão de resíduos sólidos em Adis Abeba. The Way foreward, B.a.P.D.A. City Goverment of Addis Ababa Sanitation, editora. 2003: Adis Abeba, Etiópia.

23. Work, E.A.f.S.a.H.a., The occupational safety and health of cleaning workers. Agência Europeia para a Segurança e a Saúde no Trabalho, 2009. 1: p. 9-20.

24. Benjamin O. Alli Princípio fundamental da saúde e segurança no trabalho OIT Genebra 2008 p. 3

25. OMS, Mortes por causa, idade, sexo e país, estimativas 2000-2012, 2014: Genebra, OMS,.

26. Relatório da Organização Internacional do Trabalho (OIT) República da Moldávia 2010

27. Relatório da Organização Internacional do Trabalho (OIT) 2011, 2013

28. Mandel e Shalev Género, classe e diversidade do capitalismo Perspectivas de política social2009

29. Relatório dos Centros de Controlo e Prevenção de Doenças sobre doenças crónicas 2014

30. Drost EM, Skwarski KM, Sauleda J, Soler N, Roca J, Agusti A, MacNee W. Oxidative stress and airway inflammation in severe exacerbations of COPD. Thorax 60: 293-300, 2005.

31. Dados do documento publicado pelo Observatório Mundial da Saúde

Estatísticas da Saúde 2014

32. Energias renováveis Relatório sobre o futuro global 2013

33. Clairborn et al. Contaminação radioactiva do ar em zonas povoadas 1995

34. Estudo sobre a qualidade do ar e a saúde reprodutiva 2002-2008.

35. Relatório do Instituto Nacional de Segurança e Saúde no Trabalho (NIOSH) EUA 2009 e 2012

36. Relatório da Organização Internacional do Trabalho (OIT) 2011, 2013

37. Segurança e saúde no trabalho: Uma visão para a prevenção sustentável. OIT, 2014 (Este relatório da OIT para o Congresso Mundial sobre Segurança e Saúde no Trabalho 2014 estará disponível no sítio Web da OIT no final de agosto de 2014).

38. Estados membros da OIT e dados da Organização Mundial de Saúde (OMS) relativos a 2011

39. Federação Europeia das Indústrias de Limpeza - EFCI, a indústria de limpeza na Europa, um inquérito da EFC, edição de 2006 (dados de 2003), setembro de 2006.

40. Woods, V., Buckle, P., "Musculoskeletal disorders in cleaners and recommendations for work organisation changes", International Journal of Industrial Ergonomics, Vol. 36(1), 2006, pp. 61-72

41. Unite Here, Creating Luxury, Enduring Pain - How Hotel Work is Hurting Housekeepers, 2006, acedido em 6 de agosto de 2009,

42. Dutkiewicz, J., Spiewak, R., Jablonski, L., Klasyfikacja szkodliwych czynnikow biologicznych wyslcpiijacycli w srodowisku pracy oraz narazonych na nie grup zawodowych [Classificação dos agentes biológicos perigosos no ambiente de trabalho e no grupo de exposição profissional], Instytut Medycyny Wsi, Lublin, 1999.

43. Medina-Ramon, M., Zock, J.P., Kogevinas, M., Sunyer, J., Basagana, X., Schwartz, J., Burge, P.S., Moore, V., Anto, J.M., "Short-term respiratory

effects of cleaning exposures in female domestic cleaners", The European Respiratory Journal, Vol. 27(6), 2006, pp. 1196-1203.

44. EU-OSHA - Agência Europeia para a Segurança e Saúde no Trabalho, previsão de peritos

sobre riscos físicos emergentes relacionados com a segurança e saúde no trabalho, 2005. disponível em

45. Syed S, Bhat A, B h (2013) Risco para a saúde dos trabalhadores de uma fábrica de cimento. Revista Internacional de Publicações Científicas e de Investigação 3:1-5.

46. William HM. Laboratório de função pulmonar. Quem precisa dele? Chest. 1986, 89: 769 - 780.

47. Aguwa EN, Okeke TA e Asuzu MC. A prevalência de asma e rinite ocupacionais entre os trabalhadores da madeira no sudoeste da Nigéria. Boletim de Investigação em Saúde da Tanzânia.2007, 9 (1): 52 - 55.

48. Nku CO, Peters EJ, Estiet Al, Oku O, Osim EE. Função pulmonar, saturação de oxigénio e sintomas em varredores de rua em Calabar-Nigéria.Niger J physiol Sci. 2005 Jun-Dez, 20 (1-2): 79 - 84.

49. Kebede Siyuom, Kassahune Alemu, Sintomas respiratórios e factores associados entre os trabalhadores das fábricas de cimento, Etiópia, 2014:

50. Zemichael Gizaw Takele Tadess Sintomas respiratórios crónicos e factores associados entre os trabalhadores de uma fábrica de cimento na cidade de Dejen, Estado de Amhara, Etiópia, 2015

51. Sundararaj A. A prevalência de doenças respiratórias e factores de risco associados entre os trabalhadores da indústria do cimento no Sul da Índia: trabalho de dissertação. 2012.

Índice

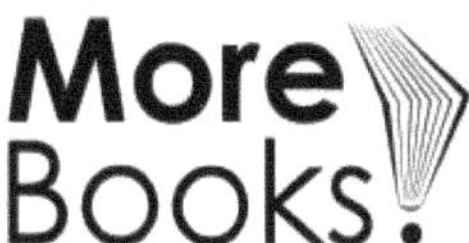

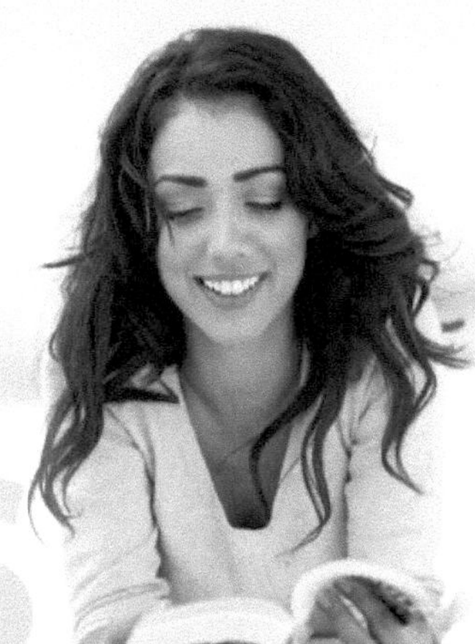

yes **I want** morebooks!

Buy your books fast and straightforward online - at one of world's fastest growing online book stores! Environmentally sound due to Print-on-Demand technologies.

Buy your books online at
www.morebooks.shop

Compre os seus livros mais rápido e diretamente na internet, em uma das livrarias on-line com o maior crescimento no mundo! Produção que protege o meio ambiente através das tecnologias de impressão sob demanda.

Compre os seus livros on-line em
www.morebooks.shop

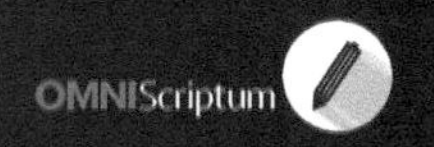

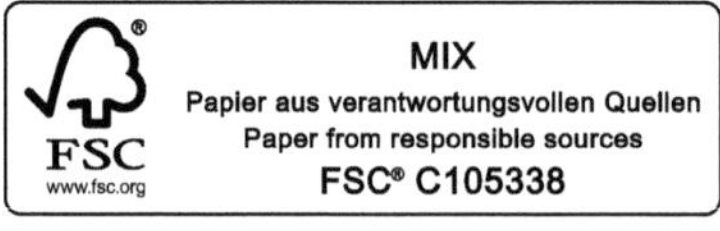

Printed by Books on Demand GmbH, Norderstedt / Germany